Schmerzfreier Rücken – Hausverstand Band III

KARLHEINZ LAUBER

Schmerzfreier Rücken – Hausverstand Band III

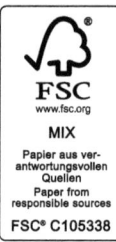

Bibliografische Information der Deutschen Nationalbibliothek:
Die Deutsche Nationalbibliothek verzeichnet diese Publikation
in der Deutschen Nationalbibliografie; detaillierte
bibliografische Daten sind im Internet über
https://portal.dnb.de/ abrufbar.

© 2021 Karlheinz Lauber
Satz, Umschlaggestaltung, Herstellung und Verlag:
BoD – Books on Demand, Norderstedt

ISBN: 978-3-7534-4975-3

Inhalt

Vorwort

Besonders in »Coronazeiten« werden wir Menschen extrem belastet und oft überfordert.

Verspannungen, Schmerzen und Fehlbelastungen besonders der Nacken- und gesamten Rückenmuskulatur, sind die Folge. Zu viele und oft schwierige »Gymnastikübungen« sollen Schmerzen lindern oder gar verhindern. Je nach Konstitution und Alter sind einige Gymnastikanweisungen schädlich und können zu schweren Verletzungen führen.

Achtung, besonders Senioren, nicht mit dem Kopf oder Rumpf kreisen!

Niemals ohne vorher aufzuwärmen (besonders beim Sport) die Muskeln dehnen!

Ebenso muss der »Mineralhaushalt« und die Flüssigkeitszufuhr stimmen (Arzt befragen).

Übung für die Halswirbelsäule

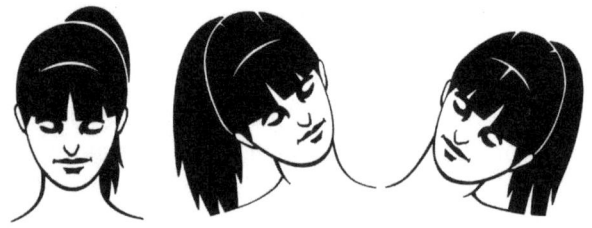

Kopf leicht nach vorn gebeugt – Kopf rechts seitlich neigen –
langsam bis drei zählen – Kopf zur Ausgangsstellung – Kopf
links seitlich neigen – langsam bis drei zählen.
Höchstens fünf Übungen ausführen – öfters im Laufe des
Tages wiederholen.

Wichtig: Nicht Kopfkreisen, nicht schwingen – die Arteria
vertebralis (Halsarterie) wird überdehnt, gezerrt.
Nicht ruckartig bewegen – Gefahr einer Wirbelverschie-
bung (»Gartenschlauchsyndrom« nach Lauber). Schwindel-
zustände, sogar »Zusammenklappen« können die Folge sein.

Übung zur Durchblutungsförderung für die Nackenmuskulatur

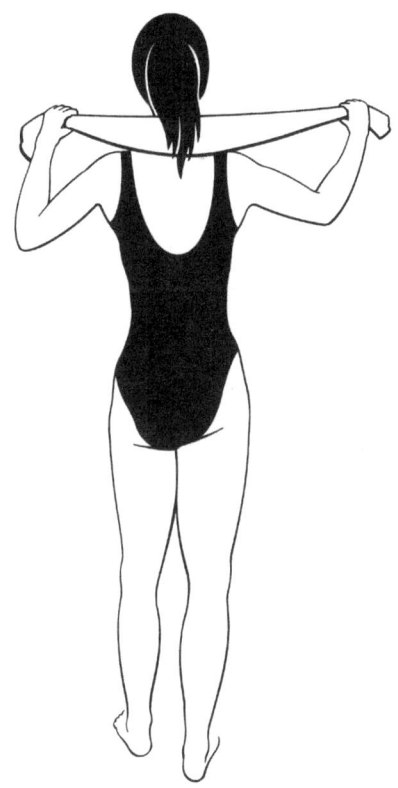

Vor Beginn der Morgentoilette nehmen Sie ein weiches Handtuch und frottieren die Nackenmuskulatur.

Wichtig: Lassen Sie das Handtuch um den Nacken hängen – hält Muskulatur warm.

Übung zur Durchblutungsförderung und für die Brust- und Lendenmuskulatur

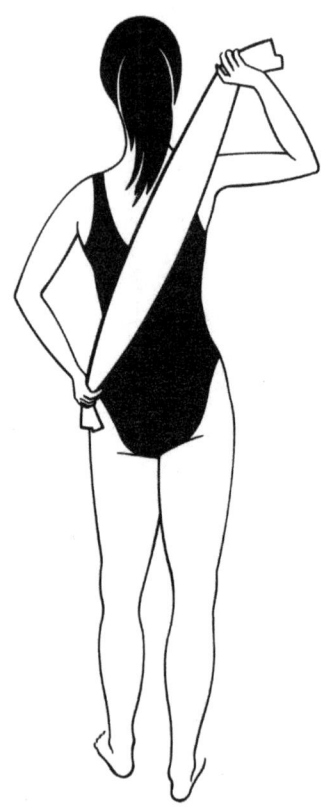

Mit einem weichen Handtuch frottieren Sie die Brust- und Lendenmuskulatur.

Wichtig: Übung langsam – nicht ruckartig – ausführen!

Übung für die Brustwirbelsäule

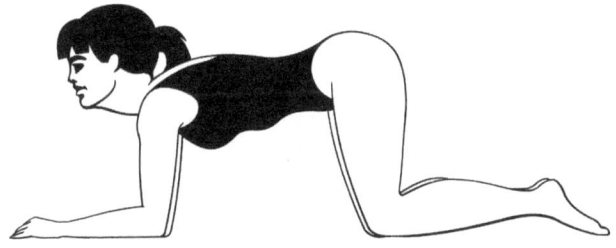

Kopf leicht anheben – Arme und Beine im rechten Winkel – Brustwirbelsäule leicht durchdrücken – langsam bis drei zählen – entspannen.
Höchstens fünf Übungen ausführen – öfters im Laufe des Tages durchführen.

Wichtig: Brustwirbelsäule nicht ruckartig durchdrücken!

Übung für die Brustwirbelsäule und Lendenwirbelsäule

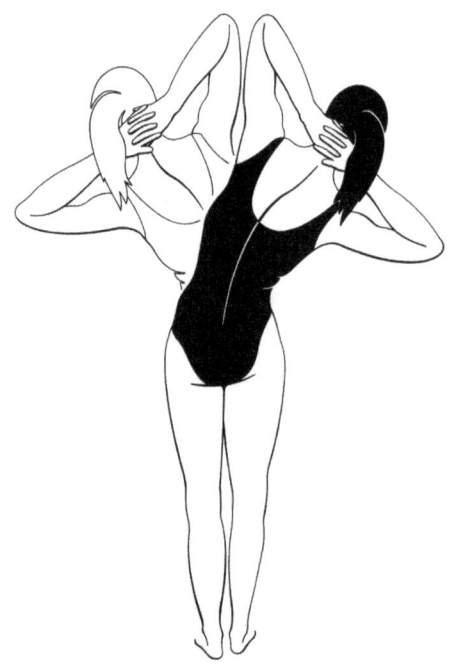

Ausgangsstellung: gerade stehen – Finger im Nacken verschränken.

Oberkörper nach rechts neigen – langsam bis drei zählen – zurück zur Ausgangsstellung.

Oberkörper nach links neigen – langsam bis drei zählen.

Höchstens fünf Übungen ausführen – öfters im Laufe des Tages wiederholen.

Wichtig: Oberkörper langsam, nicht ruckartig neigen.

Übung für die Brustwirbelsäule

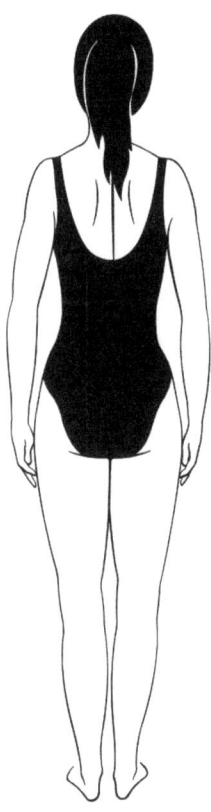

Schultern nach hinten ziehen – Schulterblätter zusammen-
drücken – langsam bis drei zählen – entspannen.
Höchstens fünf Übungen ausführen – öfters im Laufe des
Tages wiederholen.

Übung für die Lendenwirbelsäule

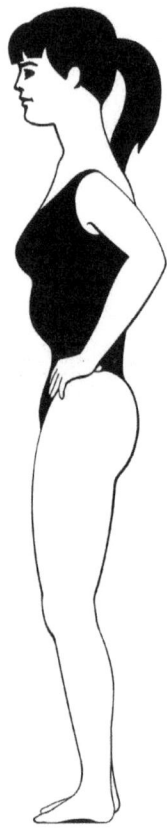

Bauch einziehen – langsam bis drei zählen – entspannen.
Höchstens fünf Übungen ausführen – öfters im Laufe des
Tages wiederholen.

Übung für die Lendenwirbelsäule und zur psychischen Entspannung

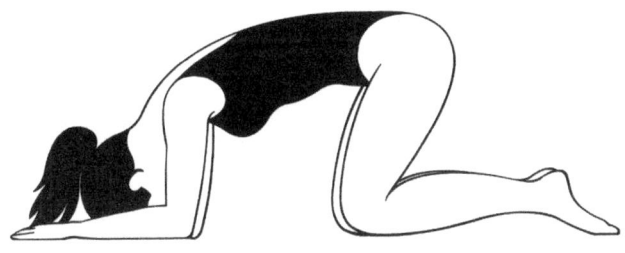

Bevor Sie aus dem Bett steigen, nehmen Sie diese Position ein. Sammeln Sie sich und bleiben Sie ca. 30 Sekunden in o.a. Stellung.

Bauch einziehen – langsam bis drei zählen – entspannen. Höchstens fünf Übungen ausführen.

Wichtig: Kopf mit Stirn auf dem Bett abstützen. Arme im rechten Winkel.

Entlastungshaltung für die Lendenwirbelsäule und zur psychischen Entspannung

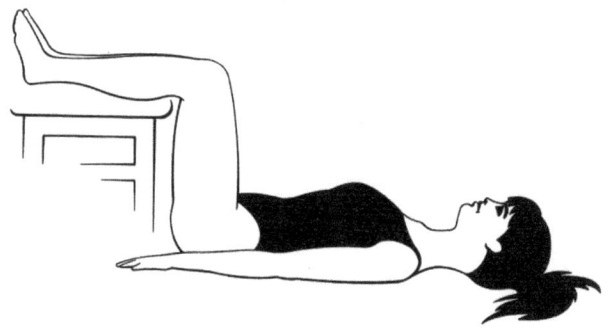

Legen Sie sich auf den Boden (Matte usw.).
Die Unterschenkel auf einen gepolsterten Hocker (Stuhl).
Arme ausgestreckt am Körper.
Diese Haltung sollte täglich mindestens zehn Minuten eingenommen werden.
Sorgen Sie für ruhige Umgebung, schließen Sie die Augen, eventuell leichte Musik.

Wichtig: Unterschenkel-Oberschenkel im rechten Winkel.

Entlastungshaltung – Entspannung der Hals-Brust-Lendenwirbelsäule

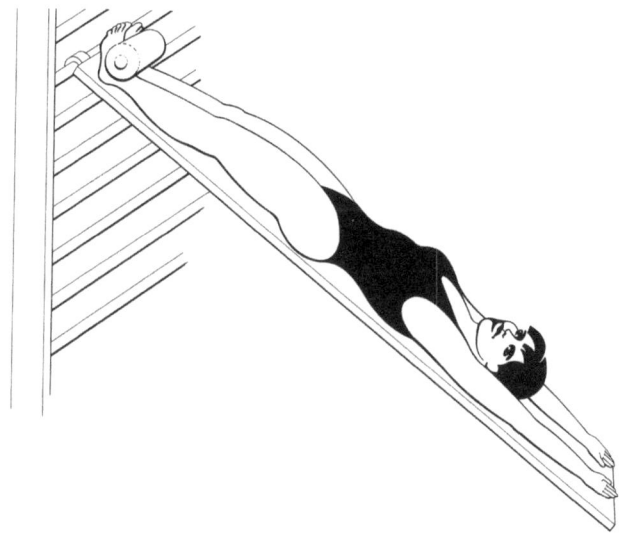

Legen Sie sich mit nach hinten ausgestreckten Armen auf das Brett.
Am besten nach Belastung (Arbeit, Sport usw.).
Am Abend vor dem Essen circa zehn Minuten.
Gute Ausgleichsübung für Radfahrer und Tennisspieler.

Wichtig: Das Brett nur in eine Position von 45 Grad hängen. Achtung, beim Senkrechthängen erhöht sich der Augendruck um ein Vielfaches – Kollapsgefahr!

Dehnungsübung der Rückenstreckmuskulatur

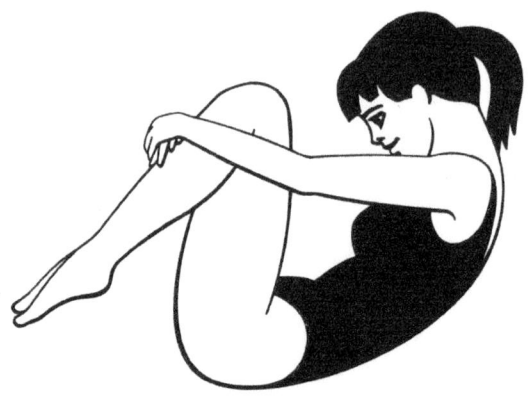

Ziehen Sie die gebeugten Beine zur Brust – zählen Sie langsam bis drei – entspannen.
Mehrmals im Laufe des Tages wiederholen.

Wichtig: Im Normalfall müssten 20 Übungen hintereinander möglich sein!

Entlastungsübung der Wirbelsäule und zur Bauchmuskulaturstärkung

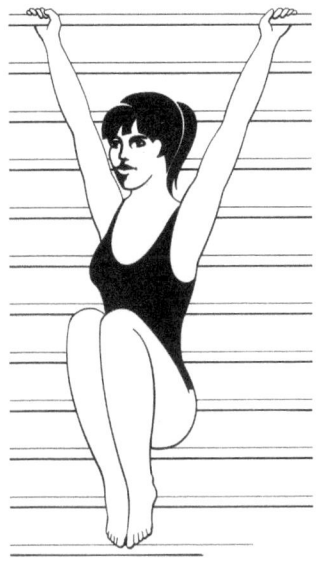

In allen Schlafzimmern sollte neben dem Bett selbstverständlich eine Sprossenwand befestigt sein. Im Keller, Dachboden oder anderen Räumen wird sie kaum benutzt werden.

Wenn Sie aus dem Bett gestiegen sind, hängen Sie sich sofort an die Sprossenwand und zählen Sie langsam bis drei.

Beliebig oft wiederholen.

Zur Stärkung der Bauchmuskulatur ziehen Sie die Oberschenkel so weit wie möglich zur Brust – langsam bis drei zählen.

Beliebig oft wiederholen.

Passive Streckung der Wirbelsäule

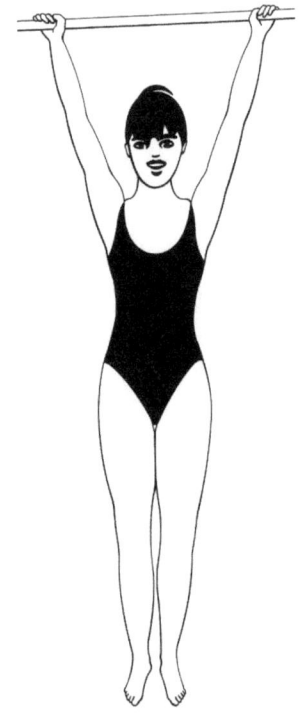

Diese Reckstange lässt sich in jedem Büro zwischen dem Türstock befestigen. Hängen – langsam bis drei zählen – entspannen – hängen – langsam bis drei zählen.
Öfters im Laufe des Tages wiederholen.

Wichtig: Ist der Türstock zu niedrig, einfach die Knie abbiegen. Aber nur hängen – nicht hochziehen – dabei tief ein- und ausatmen.

Entspannung in der Horizontalposition

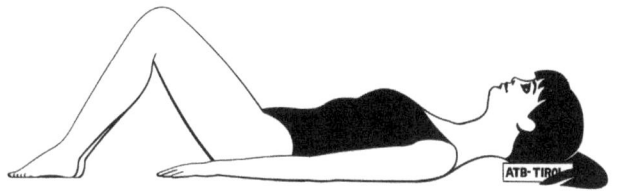

In dieser Position ist eine optimale Entspannung möglich.
Eventuell leise Musik – gelbes Licht.

Wichtig: Legen Sie so viele Bücher unter Ihren Kopf, bis die
Wirbelsäule und der Nacken eine Linie bilden.
Ideal in der Mittagspause, jedoch täglich mindestens fünf
Minuten.

Entlastungshaltung und psychische Entspannung in der Badewanne (Position nach Lauber)

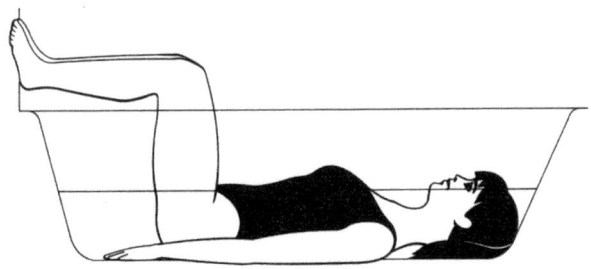

Beine an der Wand im rechten Winkel abstützen – Wasser bis zur Nase einfüllen – Temperatur nach Verträglichkeit – medizinisches Kräuteröl dazugeben – Wirbelsäule muss eine Linie bilden (eventuell Kopfunterlage) – ca. 15 Minuten.

Wichtig: Für angenehme Raumtemperatur sorgen, damit die Beine bzw. Füße nicht abkühlen. Bei älteren und kreislaufschwachen Menschen: Nachschau halten!

Dehnübung »Nach den Äpfeln greifen«

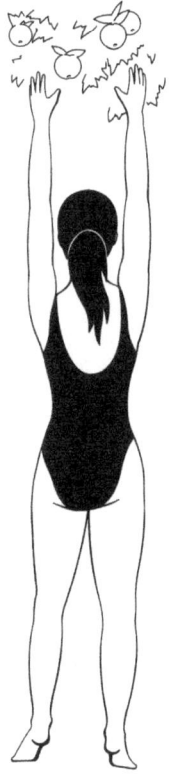

Auf den Zehenspitzen stehen – langsam bis drei zählen – entspannen. Mit der ganzen Fußsohle am Boden bleiben – langsam bis drei zählen – entspannen.
Kann überall und öfters im Laufe des Tages wiederholt werden.

Richtige Haltung beim Bügeln

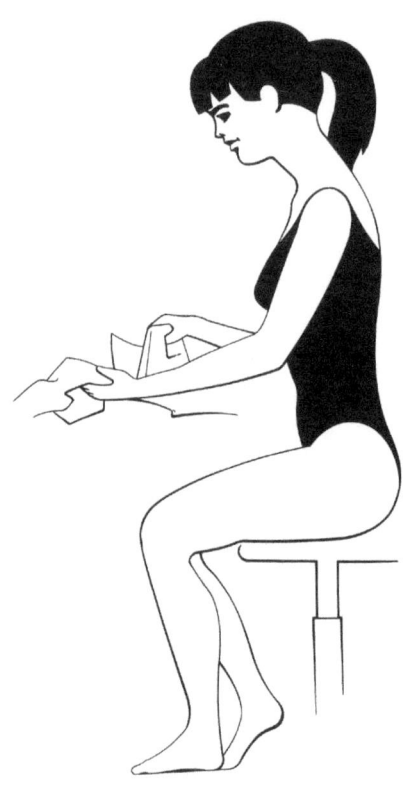

Aufrecht sitzen – Arme ungefähr im rechten Winkel – nicht stehen.
Wenn möglich: höchstens eine halbe Stunde bügeln.

Richtige Haltung beim Staubsaugen

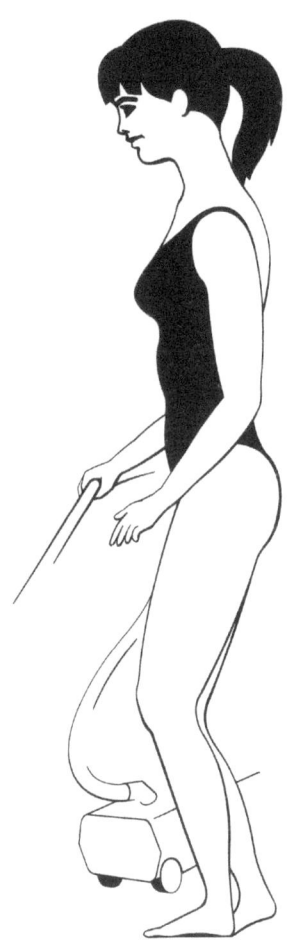

Saugrohr so weit verlängern, dass ein aufrechtes Stehen möglich ist.
Linkes Bein, rechtes Bein leicht vor.

Richtige Haltung bei der Küchenarbeit

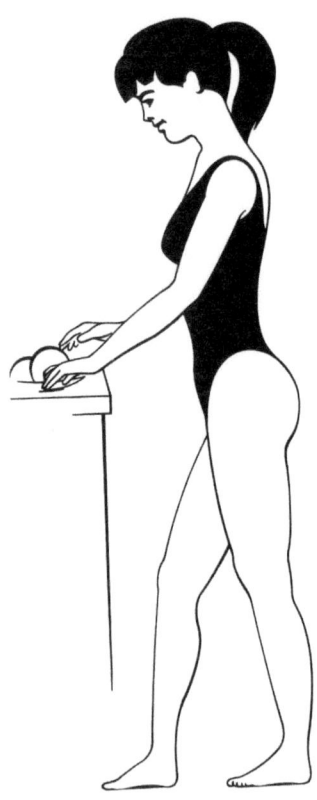

Falls finanziell möglich: Küche individuell auf Körpergroße
abstimmen.
Haltung: aufrecht stehen, linkes Bein, rechtes Bein leicht vor.

Richtige Haltung am Waschbecken

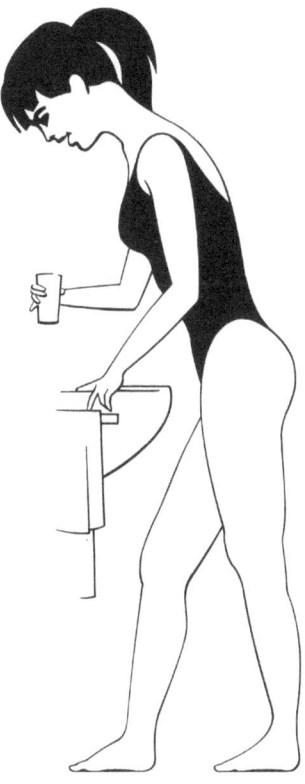

Falls finanziell möglich: höhenverstellbares Becken installieren (Kinder).
Haltung: nur leicht gebeugt.

Wichtig: Abwechselnd linkes Bein – rechtes Bein leicht vor.

Falsches Sitzen

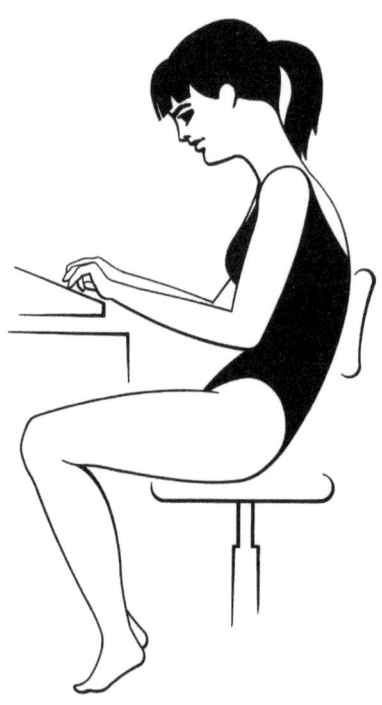

Richtiges Sitzen

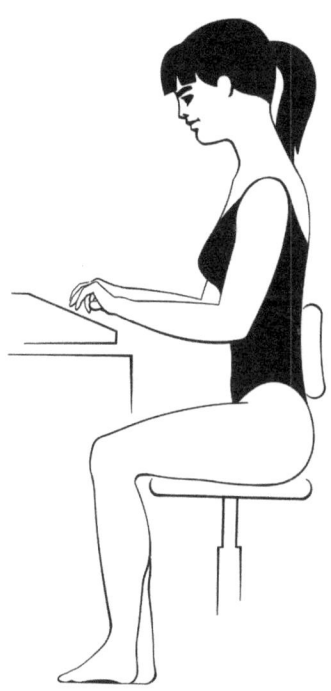

Der Stuhl ist ein wichtiges Arbeitsgerät und muss von einem Fachmann individuell angepasst werden.

Arme: im rechten Winkel zur Tischplatte bzw. Schreibmaschine usw.

Beine: im rechten Winkel – Fußsohlen mit der ganzen Fläche am Boden.

Wichtig: aufrechte Sitzhaltung.

Richtiges Tragen mit Tüte

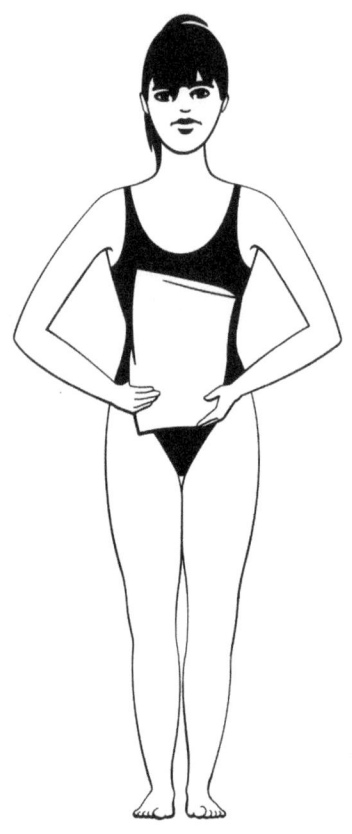

In Amerika z.B. geht man nicht mit Tragetaschen, sondern mit Papiertüten einkaufen.

In dieser Haltung wird der Bewegungsapparat wesentlich weniger belastet.

Liegen auf zu weicher Matratze

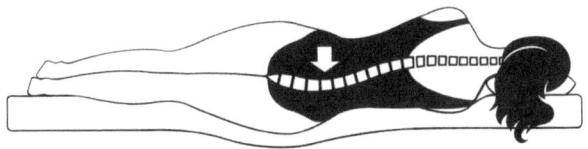

Liegen Sie auf einer zu weichen Matratze, werden die Ge-
lenkverbindungen überdehnt und das Rückgrat verkrümmt.

Liegen auf zu harter Matratze

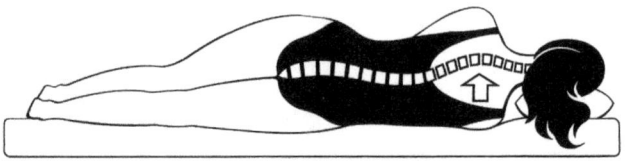

Liegen Sie zu hart, kann der Körper sich nicht entspannen. Die Schulter muss in die Matratze einsinken, sonst werden die Brustwirbel hochgedrückt, was Nackenschmerzen verursacht bzw. Arm und/oder Finger schlafen ein.

Richtiges Liegen bei guter Matratze

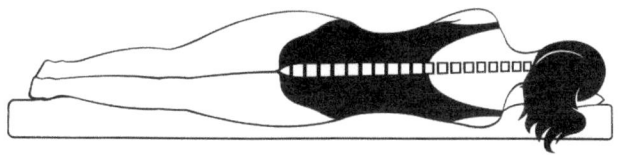

So liegen Sie richtig, die Wirbelsäule bildet eine Linie – Schulter sinkt in die Matratze – der Körper entspannt sich. Zu empfehlen: Sommer-Winter-Auflage (Rosshaar im Sommer, Lammfell im Winter). Ein guter Lattenrost sollte selbstverständlich sein.

Richtiges Tragen mit Tragtaschen

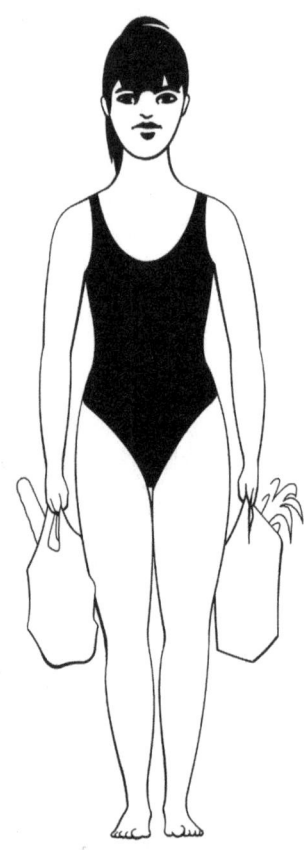

Last immer verteilen – öfters einkaufen gehen.

Tragen mit Rucksack

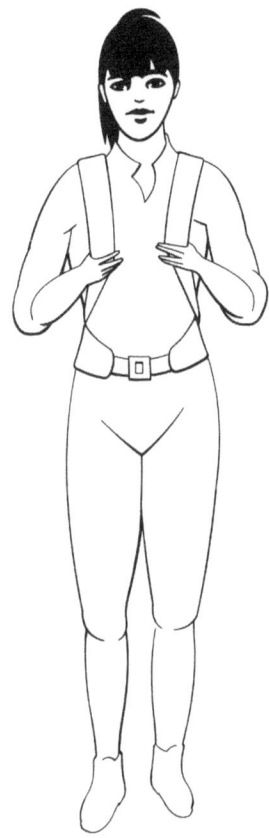

Kaufen Sie nur Rucksäcke mit breiten, verstellbaren Trägern und unbedingt mit Hüftgurt.

Wichtig: Mit Hüftgurt wird die Last auf die Hüften verteilt bzw. »getragen« und nicht auf den Schultern.

Richtiges Heben

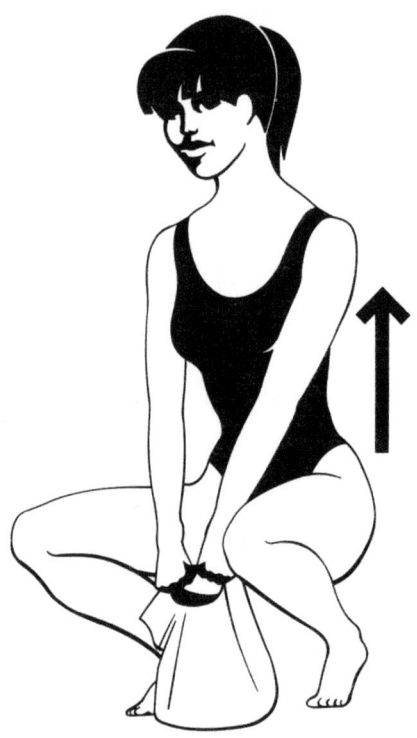

In die Knie gehen – nie mit gestreckten Beinen heben. Schultern bleiben immer hinter den Fußspitzen.

Bewegung – Wandern

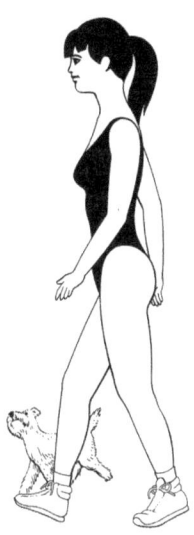

Wandern Sie viel in frischer Luft – am besten auf weichem Boden. Gehen Sie zweimal in der Woche zügig leicht bergauf (Almhöhe). Stecken Sie sich ein Ziel (Alm) und gehen Sie mindestens einmal in der Woche allein oder mit einem Hund als Partner.
Beim Bergauf- und steilen Bergabgehen haben sich verstellbare Skistöcke bestens bewährt.

Wichtig: Skistöcke nicht dauernd bzw. auf ebenen Wegen verwenden.
Halswirbelsäule, Muskulatur, Armgelenke und Daumen werden überbelastet; Skidaumengefahr.
Arme müssen frei schwingen. Nur gute, und zwar hohe Schuhe verwenden. Nach Möglichkeit bergauf gehen, bergab fahren.

Abgetretene Schuhabsätze

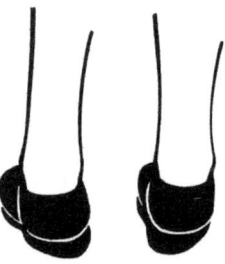

Tragen Sie keine Schuhe mit zu hohen Absätzen.
Kontrollieren Sie regelmäßig Ihre Schuhabsätze: Sind sie ein-
seitig abgetreten, zeigen Sie diese so bald wie möglich dem
Orthopäden.

Schema der Wirbelkörper, der Zwischenwirbelscheiben (Bandscheiben) und der Rückenmarkswurzeln

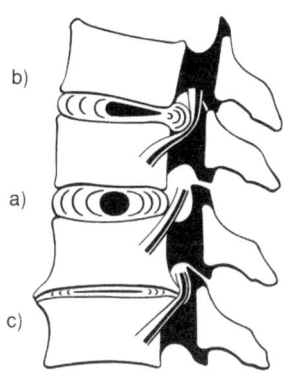

a) Normale Zwischenwirbelscheibe: Durch das Zwischenwirbelloch verläuft die Rückenmarkswurzel ungehindert.

b) Typischer Vorfall: Zwischenwirbelscheibe nach hinten abgeflacht, deutliche Einklemmung der Rückenmarkswurzel.

c) Langsame Bandscheibendegeneration: Durch Austrocknen verschmälert sich der gesamte Zwischenwirbelraum. Im verschmälerten Zwischenwirbelloch wird dadurch die Wurzel eingekeilt.

Im Bereich der Halswirbelsäule findet sich überwiegend der Typ c, also die Bandscheibendegeneration mit langsamer Wurzelschädigung.

Im Bereich der Lendenwirbelsäule überwiegt der Typ b, mit akut auftretender Vorwölbung (Ischiasattacke).

Literatur

50 Weisheiten – 2. Auflage
ISBN 978-3 -85251-367-6

Anleitung zur Behandlung von Bewegungsstörungen durch Schwimmen

Selbstbehandlung bei Muskelfunktionsstörungen und Wirbelsäulenerkrankungen
ISBN 3-7022-1685-5

Lehrbuch für medizinische Massage
ISBN 3-7022-1727-4

100 Tipps für ein besseres Leben
ISBN 3-9500916-0-2

Der Killermasseur
ISBN 978-3-8448-2927-3

Selbstheilung von Rückenschmerzen durch Schwimmen
ISBN 3-9500916-2-9

VGH Volksgesundheit »… non est propheta sine honore nisi in patria sua et in domo sua …"
ISBN 3-9500916-3-7

Extremschwimmen
ISBN 978-3-85251-529-8

Medizinische Massage
ISBN 3-9500916-4-5

Massage-Philosophie
ISBN 978-3-8448-3121-4

Exklusive Weisheiten
ISBN 978-3-8483-3813-2

Medizinische Massage
Wissenschaftliche Fachdisziplin

Nackenschmerzen
Wahrheit – Lüge
ISBN 978-3-7357-3595-9

Elli und Carli
ISBN 978-3-7412-0324-4

Lina muss dringend nach Hause
ISBN 978-3-7481-6924-6

Rauchen
ISBN 978-3-7494-3413-8

Arbeit
ISBN 978-3-7519-1044-6

www.pka-lauber.at

Lauber betont die Wichtigkeit der Zusammenarbeit aller medizinischen Berufe. Besonders interessant sind die schönen Skizzen für Bewegungsübungen, die jeder Mensch zur Vorbeugung von Fehlhaltungen und Krankheiten machen kann. Die Übersichten von Lauber sind so überzeugend und vielseitig, dass seine Bücher für den Gesundheitsunterricht an allen Schulen zu empfehlen sind.

(Hofrat Dr. Otto Forcher-Mayr, Facharzt f. innere Medizin, Dipl. Sportarzt, seinerzeit Landeskrankenhausdirektor, Primarius, Betriebsarzt, Schularzt, Strahlenschutzarzt, Krankenhaushygieniker als Dipl.-Amtsarzt, Leiter der Stationspflegekurse, im Vorstand d. wiss. Arbeitsgemeinschaft »Sport und Medizin« und im Vorstand f. Alters- u. Vorsorge-Medizin)